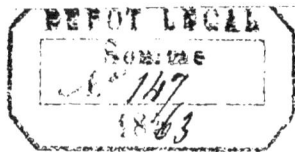

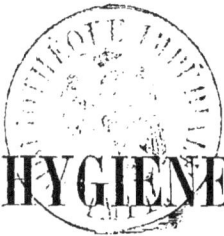

DE

L'HYGIÈNE DES OUVRIERS

EMPLOYÉS DANS LES FILATURES

(Mémoire couronné en 1862 par la Société médicale d'Amiens.)

Par S. PICARD,

Docteur en médecine à Guebwiller (Haut-Rhin);

Ancien interne des Hôpitaux de Strasbourg; deux fois lauréat de la
Faculté de Médecine (Médailles d'argent); Médaille du choléra (1855);
Lauréat des Sociétés de Médecine de Gand et d'Amiens
(Médailles d'or); Membre correspondant de ces
Sociétés, de celles de Munich et du Haut-Rhin).

———◆◆◆———

PARIS

J. B. BAILLIÈRE ET FILS, RUE HAUTEFEUILLE, 19.

STRASBOURG

DERIVEAUX, RUE DES HALLEBARDES, 23.

1863

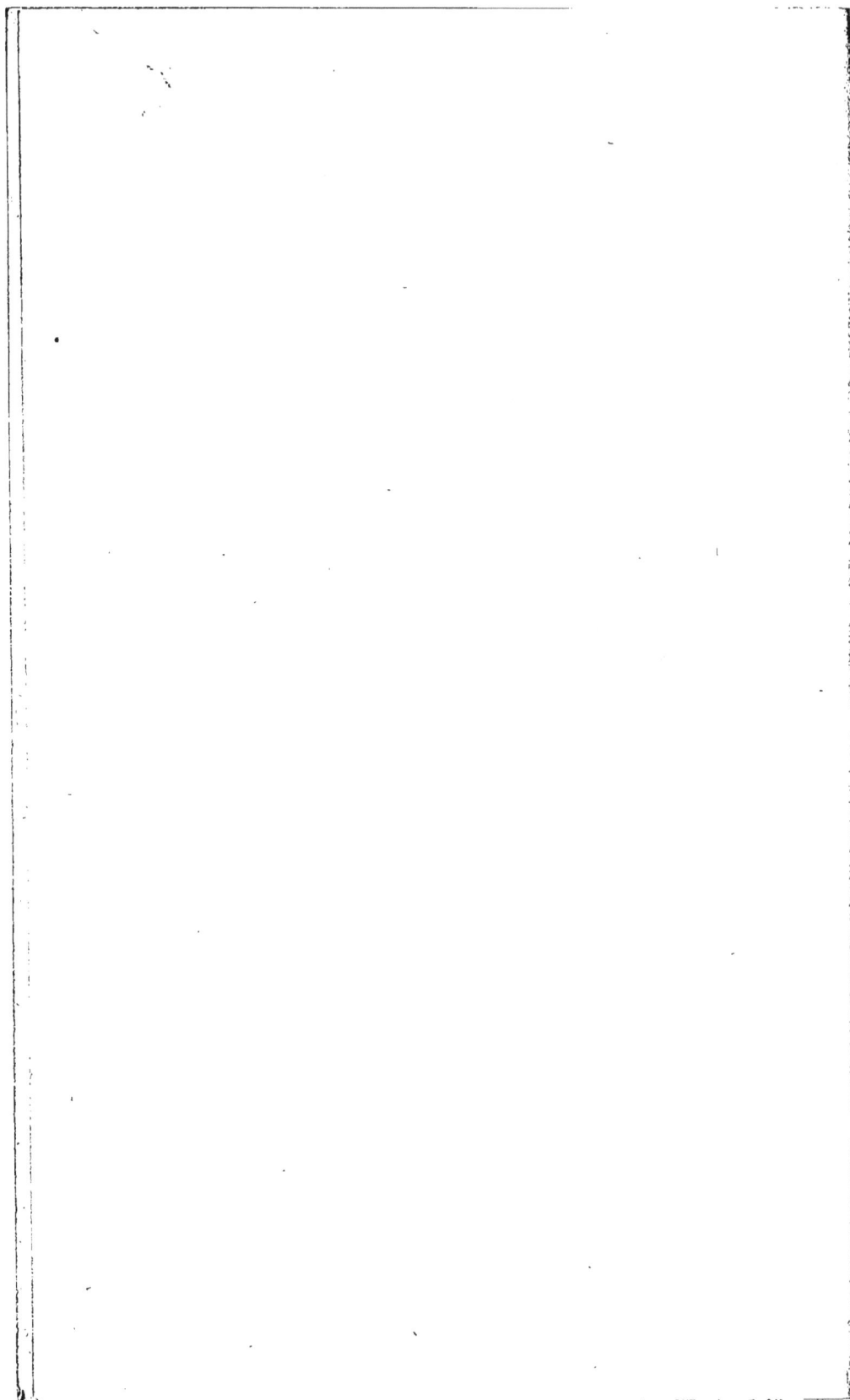

DE

L'HYGIÈNE DES OUVRIERS

EMPLOYÉS DANS LES FILATURES.

> Tu mangeras ton pain
> à la sueur de ton front.

AVANT - PROPOS

L'ouvrier employé dans les filatures est assujéti à un travail assez fatiguant qui l'oblige de se tenir debout pendant douze heures par jour; demeurant souvent à plusieurs kilomètres de la fabrique, dans ce dernier cas, obligé de franchir deux fois par jour une distance assez considérable, par toutes les intempéries des saisons, parfois n'ayant qu'une nourriture insuffisante, mal vêtu, exposé à des accidents qui peuvent devenir redoutables, respirant dans certaines salles une atmosphère rendue délétère par des poussières, quelquefois mal logé, privé de lumière et de soleil, commettant souvent des excès qui épuisent sa constitution, l'ouvrier fileur, disons-nous, est soumis à l'influence d'une foule de causes de maladies, et l'on comprend que la mortalité des ouvriers employés dans les filatures soit si considérable, comme le prouvent les recherches de M. Willermé (1).

Et cependant l'ouvrier fileur, en observant scrupuleusement les règles de l'hygiène, pourra se soustraire à l'empire d'une foule de ces causes et arriver à un âge avancé, comme le prouvent un grand nombre de faits que nous avons recueillis.

Voici le plan que nous adopterons dans ce travail :

Nous étudierons l'ouvrier au point de vue physique et au point de vue moral :

1° Dans la fabrique ;

2° Dans son foyer domestique.

Un troisième chapitre sera consacré à quelques considérations générales sur les maladies des fileurs.

Enfin, nous terminerons par une série de propositions qui seront les conclusions naturelles de nos études.

Nous chercherons à déterminer les causes qui peuvent rendre l'ouvrier malade et les moyens qui pourraient servir à les combattre, plaçant ainsi le remède à côté du mal. Nous ferons tous nos efforts pour apprécier les faits avec la plus scrupuleuse impartialité. Si ces quelques lignes écrites à la hâte pendant nos heures de loisir pouvaient avoir quelque influence sur les ouvriers, contribuer à en moraliser quelques-uns, à les rendre meilleurs, à leur donner la santé, ce serait pour nous la plus douce récompense.

CHAPITRE I.

ÉTUDE DE L'OUVRIER DANS L'INTÉRIEUR DE LA FILATURE.

Celui qui pénètre pour la première fois dans les salles

(1) Tableau de l'état physique et moral des ouvriers employés dans les manufactures de coton, de laine et de soie, par M. Willermé, 1840. Paris.

d'une filature éprouve une sensation assez pénible à la vue de ces enfants et de ces adultes, debout pendant presque toute la journée, constamment en mouvement, obligés de prêter une attention continuelle à leurs métiers ; ajoutez à cela la température fort élevée des salles, les émanations huileuses, les poussières qui existent dans l'air, le bourdonnement des machines à vapeur, le cliquetis des brochettes, la trépidation du plancher, et vous serez un instant comme étourdi et pris de vertige.

Mais cet étonnement se transforme en pitié quand on songe que ces malheureux sont exposés à de grands dangers, quand, par imprudence ou toute autre cause, leurs vêtements ou leurs doigts sont saisis par un des engrenages ou des courroies de transmission.

Des accidents de fabrique. — Occupons-nous tout d'abord de ces accidents de fabrique qui doivent éveiller au plus haut degré notre attention et notre sollicitude.

Moyens de les prévenir. — Ces accidents sont encore assez fréquents, et nous ne saurions trop engager MM. les chefs et directeurs d'établissements à prendre toutes les mesures que leur suggère la prudence pour les rendre de plus en plus rares. Les ouvriers devront user de toutes les précautions possibles pour s'y soustraire, ne pas rire du danger qui les menace, ne pas jouer avec ces terribles engins qui ne plaisantent jamais, ne pas trop s'approcher des engrenages, ne pas contrevenir aux règlements qui leur défendent de nettoyer les machines pendant qu'elles sont en mouvement, ne jamais se mettre au travail en état d'ivresse, quitter aussitôt qu'ils éprouvent des vertiges, ne jamais essayer de remettre les courroies de transmission déplacées, mais prévenir ceux qui sont spécialement chargés de ce travail, etc., etc.

D'un autre côté, le fabricant devra faire garnir les endroits les plus dangereux et veillera strictement à l'observation des règlements touchant la prophylaxie des accidents.

Notre impartialité nous oblige de dire que la majorité des malheurs qui surviennent sont occasionnés par l'imprudence des ouvriers.

Nature des accidents. — Les accidents les plus fréquents sont des arrachements d'ongles, de doigts, etc. Une fois nous avons vu un enfant de onze ans avoir le pied complétement fendu ; il guérit parfaitement au bout de six semaines.

L'accident le plus remarquable que nous ayons observé est celui d'un nommé G ... qui, saisi par le pan de sa blouse neuve, eut la force de se cramponner à un crochet; tous ses habits furent arrachés, mais son corps fut préservé. Toutefois, la surface presque entière du tronc était comme dénudée par un vésicatoire en raison du frottement des habits, et il eut en outre une paralysie de la vessie, suite probable de la commotion de la moelle épinière.

En août 1861 nous avons donné des soins à une jeune fille ayant tourné sept fois autour d'un arbre moteur dont le mouvement rotatoire était excessivement rapide ; sa robe et son jupon étaient en lambeaux, mais elle ne présentait que les symptômes d'une commotion intense, une plaie superficielle du menton et deux à trois contusions peu graves.

Les brûlures par cordes et courroies de transmission ne sont pas rares.

Une précaution fort importante pour l'ouvrier, c'est d'avoir des vêtements de travail usés qui se déchirent facilement quand ils sont saisis par un engrenage.

Les jeunes filles et les femmes auront aussi le plus grand soin de ne pas faire leur toilette auprès de machines en mouvement et surtout de ne pas laisser flotter leur chevelure; il pourrait en résulter des accidents terribles.

Nous recommandons aussi à MM. les fabricants d'avoir dans leur établissement une boîte à secours contenant quelques instruments de chirurgie. pièces à pansement et des médicaments pour donner les premiers soins en cas d'accident.

Nous allons maintenant suivre les différentes préparations qu'on fait subir au coton avant de le livrer au tissage.

SALLE DES BATTEURS.

C'est là qu'on fait subir au coton la première préparation. On ouvre le coton mis dans les batteurs, machines à volants, frappant sur le coton avec une grande vitesse. Les salles de batteurs sont vastes, de puissants ventilateurs enlèvent la poussière qui s'y produit en très grande quantité. Cette poussière est constituée par de petits filaments de coton et des matières terreuses et végétales étrangères au coton et provenant de la manière dont on le récolte. Depuis que le battage du coton ne se fait plus à la main, mais au moyen de machines et de puissants ventilateurs, le séjour dans ces salles ne présente presque plus d'inconvénients.

Toutefois nous conseillons aux ouvriers qui travaillent dans ces ateliers de prendre des précautions pour éviter les refroidissements pouvant résulter des courants d'air qui y règnent et à MM. les chefs d'ateliers de n'y admettre que ceux qui ont une poitrine robuste, et de les renvoyer aussitôt qu'ils accusent des accidents du côté des voies bronchiques.

SALLE DE LA CARDERIE.

Ce sont les salles les plus malsaines. — Les machines à carder sont celles qui donnent le plus de poussière.

Dans certaines fabriques on a établi à la carderie des ventilateurs dont l'utilité est incontestable, et il serait à désirer que leur emploi se généralisât.

Beaucoup d'ouvriers ont la mauvaise habitude de tenir la bouche ouverte, ce qui leur fait beaucoup plus de mal. On conçoit aisément qu'une atmosphère aussi impure doive occasionner des dangers du côté des voies respiratoires. Toutefois, nous connaissons un homme de 60 ans qui travaille à la carderie depuis treize ans et a toujours été bien portant; il est cependant d'une constitution grêle en apparence.

On m'en a cité qui ont travaillé plus de vingt ans à la carderie.

Les ouvriers ayant de l'embonpoint supportent moins bien cet air que les personnes maigres.

Les accidents qu'on observe au début sont un gonflement de l'estomac, des nausées sans vomissements, de la constipation, de l'inappétence, de la soif, céphalée, vertiges, etc. Les accidents éclatent soit immédiatement, soit dès le troisième ou quatrième jour; celui qui a traversé impunément les huit premiers jours s'y habituera plus facilement. Chez la plupart on observe l'aphonie, de la laryngite, de la toux, des hémoptysies, etc. Ceux qui ont travaillé antérieurement en plein air dans les champs jusqu'à l'âge de 24 à 30 ans, ne peuvent plus jamais s'acclimater à la carderie.

.On a aussi remarqué que les femmes supportent mieux les travaux de la carderie que les hommes. Le travail de la carderie n'est pas pénible, mais les ouvriers sont obligés de rester debout toute la journée et de travailler avec les deux mains. La température est de 17° R. en hiver; en été elle varie avec la température extérieure.

Les personnes sujettes aux ophthalmies ne doivent pas être admises à la carderie; du reste, les ophthalmies n'y sont pas fréquentes. Quelques ouvriers ont l'habitude de chiquer pour empêcher, disent-ils, l'influence délétère des poussières; mais il y a évidemment erreur d'observation. Le sol de la carderie est en briques, de sorte que lorsqu'on arrose les salles, les. pieds sont dans l'humidité. Cette pratique est éminemment vicieuse, et nous ne voyons pas pourquoi on ne pourrait pas remplacer les briques par des planches.

L'aiguisage et le débourrage des cardes constituent la partie la plus dangereuse; les ouvriers avalent et aspirent une grande quantité de poussière provenant des résidus de coton à laquelle se joint, pour les aiguiseurs, de la poudre d'émeri, ce qui rend ce travail aussi dangereux que celui des tailleurs de pierre. On vient d'inventer un débourreur mécanique (1); il serait à désirer que cet appareil fût appliqué dans toutes les fabriques; il préserverait un grand nombre de malheureux que la phthisie pulmonaire conduit tous les ans au tombeau. C'est la poussière du coton qui constitue l'élément le plus dangereux de la carderie; elle pénètre dans les voies respiratoires, donne lieu à des bronchites, des hémoptysies et finalement aboutit

(1) M. Dennery, qui a obtenu en 1859 un prix de 2,500 fr.

à une phthisie pulmonaire qui n'est pas toujours la tuberculose, mais une véritable *phthisie cotonnière*. Nous reviendrons avec plus de détails sur cette maladie dans
un autre chapitre. L'indication essentielle est d'empêcher cette poussière de pénétrer dans les voies respiratoires ; car ces particules étrangères pénétrant dans le
larynx, les bronches et leurs ramifications donnent lieu à
des inflammations chroniques, des boursoufflements de la
muqueuse, avec ou sans ulcération, et parfois à une fonte
tuberculeuse, chez des individus qui possèdent le germe de
la tuberculose. En attendant que le débourreur mécanique
soit généralisé, si toutefois il réalise ses promesses, il serait
à désirer que tous les ouvriers employés à la carderie fussent
munis d'un masque, et voici celui que nous proposons :
Une pièce de linge double, contenant dans son épaisseur
une couche de coton cardé, recouvrant la bouche et les na-
rines et se fixant à la nuque au moyen d'un ruban. L'air
filtrant à travers ces milliers de canaux capillaires se débar-
rasserait de toutes les particules étrangères et aurait toute sa
pureté. Les individus faibles de poitrine, ayant eu antérieurement des bronchites ou des hémoptysies devront être exclus
de la carderie; il en sera de même de ceux qui travaillaient
antérieurement à la campagne en plein air; ceux qui éprou-
veraient des accidents du côté de la poitrine devraient égale-
ment s'abstenir ; quant aux accidents du côté de l'abdo-
men, ils n'ont en général pas de gravité et cèdent le plus
souvent à l'emploi d'un purgatif.

Laine.—Le cardage de la laine présente infiniment moins de
danger; non pas, comme le prétendent certains auteurs an-
glais, par suite des éminations grasses exhalées par la laine,
mais parce qu'il ne donne lieu qu'à très peu de poussière.

D'après Willerme, deux sortes de laines seules auraient l'inconvénient de répandre de la poussière qui occasionne de la toux et de l'essoufflement; ce sont celles qui viennent de peaux mortes et celles qui n'ont pas été lavées ou pas suffisamment; autrement le battage de la laine ne soulèverait jamais assez de poussière pour incommoder.

Soie. — Le cardage de la soie est des plus dangereux. Les cardeurs de bourre de soie succombent jeunes à des affections de poitrine et notamment à la phthisie pulmonaire. La bourre de soie provient des cocons d'où sont sortis les papillons et vers à soie ; elle ne peut plus se dévider. Dans certaines fabriques on trempe la bourre de soie dans l'urine, et dans ce cas elle exhale une odeur ammoniacale très fétide.

Un fabricant de bourre de soie, M. L..., m'a assuré que la plupart de ses ouvriers sont pris, les premières semaines qu'ils travaillent, de bronchite et d'hémoptysie, par suite de la pénétration de la poussière dans les voies respiratoires; (cette poussière se compose d'une poudre fine et de filaments de soie); mais il m'a assuré en même temps que ces accidents se dissipaient et les ouvriers s'habituaient à ce genre de travail. Je n'ai pu vérifier cette assertion.

D'après Boileau et Castelnau les cardeurs de filoselle sont pâles, les yeux rouges, toux fréquente, ophthalmie chronique, hypertrophie du cœur, etc.

Ces observations sont d'accord avec celles de Viniers de Baumes et de Ramazini qui, longtemps avant eux, avait signalé le cardage de la filoselle comme très dangereux, croyant la poussière des cadavres de vers à soie que respirent les cardeurs, douée d'une âcreté particulière. Nous croyons cette explication très exacte.

Chanvre. — Le peignage du chanvre est excessivement dangereux parce que la poussière qui s'en échappe est constituée par des particules siliceuses. Aujourd'hui cette opération est moins insalubre, grâce à de puissants ventilateurs qui entraînent en grande partie cette poussière.

Tout ce que nous avons dit en parlant des poussières émanant du coton, pourra s'appliquer au débourrage de la soie, du chanvre et de la laine. Quant aux émanations méphitiques et délétères exhalées par la soie, nous ne connaissons aucun moyen d'en neutraliser les effets, et il serait à désirer que ces opérations se fissent au moyen d'un self-acting, sans le concours de l'ouvrier. Nous allons passer maintenant des salles de batteurs et de carderie dans les salles de filature proprement dite.

SALLES DE FILATURE.

Les salles que nous avons examinées dans la belle et grande fabrique de MM. Nicolas Schlumberger et d'autres, sont très vastes ; il n'y pas encombrement d'ouvriers, on graisse les machines avec de l'huile d'olives dont les émanations ne peuvent qu'être salutaires.

Du choix de l'huile pour graisser les machines. — Le choix de l'huile est très important au point de vue hygiénique. On nous a cité des exemples d'éruptions pustuleuses aux mains et aux pieds par suite d'émanations d'une huile de mauvaise qualité.

Température. — La température pour filer le coton en hiver est de 18° R.; en été, elle varie avec la température ambiante. L'air doit être humide, sans quoi les filaments de coton deviendraient raides par suite de la tension électrique et ne pourraient pas facilement subir la torsion. On

éprouve, en pénétrant dans une salle de filature, une sensation de chaleur assez pénible, mais on s'y habitue facilement.

Les pareurs, dans les tissages mécaniques, occupés à
encoller le fil, dans une température voisine de 35° c.,
presque saturée d'humidité, se portent en général très bien.
Le premier qui ait paré en Alsace est âgé de 65 ans et jouit
d'une bonne santé; il a exercé sa profession pendant trente
ans. Le seul inconvénient d'une température aussi élevée,
c'est un affaiblissement de la vue.

Ceux qui travaillent dans les filatures de chanvre supportent une température très élevée, dans un air saturé
d'humidité et cependant ne s'en trouvent pas plus mal. On
m'a assuré, mais je n'ai pu vérifier le fait par moi-même,
que ceux qui souffrent de la poitrine éprouvent de l'amélio-
ration par le séjour dans ces salles.

Ce qui constitue le danger de la température assez élevée
des salles de filature, c'est le passage brusque à une température plus basse. Aussi ne saurions-nous trop conseiller
aux ouvriers quand ils quittent la salle où ils sont à
peine vêtus, de se couvrir la tête et le reste du corps, de ne
pas boire quand ils sont en transpiration, d'éviter les courants d'air, etc. De là, fréquence de névralgies de toutes
sortes, affections rhumatismales variées, pleurites, etc.;
c'est aussi, d'après nous, une des causes de nombreuses
affections de poitrine qui règnent dans notre localité. Mais
il est encore d'autres causes que nous examinerons tout à
l'heure.

Poussière. — Elle est bien loin d'être aussi abondante
que dans les salles de carderie; il en existe cependant,
mais en petite quantité. Quelque minime qu'elle soit, on
comprend que chez les ouvriers qui y sont exposés pen-

dant un grand nombre d'années, douze heures par jour, elle peut à la longue occasionner des accidents du côté des voies respiratoires. Nous recommandons aux ouvriers de se munir de filtre à air dans les endroits où il y a le plus de poussière, au moins pendant quelques heures par jour, et de ne pas montrer une insouciance coupable quand il s'agit d'un appareil peu gênant, peu coûteux, qui peut préserver d'accidents redoutables.

Emanations huileuses. — Les émanations d'huile d'olives nous paraissent plutôt utiles que nuisibles; mais, bien entendu, il faudra choisir de l'huile de bonne qualité; la mauvaise huile, outre les éruptions pustuleuses dont nous avons parlé, donne lieu à des émanations âcres et acides qui irritent violemment les voies pulmonaires.

Nous allons maintenant étudier le fileur à son travail; mais ici se présente naturellement la distinction des sexes et des âges. Nous examinerons donc séparément : 1° L'adulte; 2° la femme; 3° l'enfant

DU FILEUR ADULTE.

Le fileur est généralement pâle, amaigri, d'un facies plus ou moins cachectique, ce qui tient peut-être moins à son genre de travail qu'à un séjour de douze heures par jour dans une température élevée, parfois à de mauvaises conditions hygiéniques, souvent aux excès de la débauche.

Signes distinctifs du fileur. — Les fileurs ont un calus très épais au bord interne du pouce de la main gauche, à la face palmaire des articulations métacarpophalangiennes, notamment à l'indicateur et à l'annulaire, moins prononcé à la face dorsale. A droite, la face palmaire de la main et des doigts est considérablement épaissie.

Les ouvriers sont obligés de couper de temps en temps ces stratifications épidormiques qui donnent lieu parfois à des gerçures très douloureuses. Ajoutons : Epaisissement de l'épiderme du talon, de la première articulation tarsométatarsienne et de la rotule du genou droit.

Maladies spéciales au fileur. — Les fileurs sont sujets à quelques affections locales résultant de la nature de leurs travaux. Nous avons souvent observé l'hygroma et parfois l'inflammation suppurative de la capsule prérotulienne qui donne lieu parfois à des complications sérieuses telles que : inflammation de la séreuse du genou, lymphite, abcès, etc. Notons encore des douleurs très vives localisées dans la séreuse prérotulienne mais sans gonflement (névralgie ou inflammation sèche sans épanchement). On a cherché à remédier à ces accidents en faisant appuyer le genou des ouvriers sur une genouillère en cuir rembourrée de poils de veau ; mais ces appareils, généralement mal entretenus, deviennent bientôt durs et inefficaces. Grâce aux perfectionnements qu'on a apportés à la construction des machines, (self-acting), elles marchent seules, et l'ouvrier n'étant plus obligé de les pousser avec le genou, évitera désormais cette infirmité; espérons que l'usage des self-acting se généralisera bientôt dans toutes les fabriques.

En raison des mouvements fréquents de la cuisse et de la jambe droite, les fileurs sont sujets à des douleurs musculaires et nerveuses, notamment des nerfs sciatique et crural et des muscles gastrocnèmiens ; ces dernières sont souvent fort tenaces. Nous citerons encore des douleurs dans l'articulation du genou et des arthrites commençantes. Que le fileur consulte un médecin dès les premiers symptômes du mal, car il peut en résulter des tumeurs blanches d'une durée indéterminée quand la constitution du corps s'y prête. La station debout donne lieu à des varices, à des ulcères le plus souvent variqueux, des douleurs malléolaires avec ou sans œdème, des phlegmons et des névralgies de la plante des pieds. Il serait à désirer que tous les fileurs eussent à leur disposition des bas élastiques à bon marché pour prévenir le développement des varices.

Les contusions et plaies superficielles de la jambe, notamment à la face interne du tibia , ne sont pas rares. Nous ne saurions trop engager l'ouvrier à ne pas les négliger, à le soigner dès le début pour prévenir les ulcères, périostites, etc.

Les fileurs travaillent pieds nus, car les souliers glisseraient sur des parquets lubrifiés par l'huile qui s'écoule incessamment, et les bas s'useraient trop vite ; il en résulte une condensation de l'épithelium de la plante du pied dont nous avons déjà parlé.

Le phlegmon du talon n'est pas rare et excessivement douloureux.

Un accident assez fréquent, c'est la pénétration d'échardes sous les ongles, dans l'épaisseur des orteils, de la plante du pied et notamment du talon. J'ai vu un cas de mort avec accidents cérébraux par suite d'un phlegmon du talon occasionné par une écharde qui avait cependant été extraite en totalité. Il serait à désirer, pour prévenir ces accidents, que l'on fît confectionner pour les fileurs une chaussure légère et solide qui préservât le pied du contact direct avec le sol, et nous ne saurions trop appeler l'attention de messieurs les fabricants sur cette particularité qui n'a pas encore été indiquée. Quant aux affections des membres supérieurs, nous signalerons la fréquence des panaris et le rhumatisme du deltoïde du côté droit.

DES ENFANTS EMPLOYÉS DANS LES FILATURES.

On admet à Guebwiller les enfants de l'âge de 8 à 12 ans ; ils travaillent huit heures par jour, mais généralement on ne les admet pas à la fabrique de MM. Schlumberger avant l'âge de 9 ans. On s'occupe avec sollicitude de leur éducation, et une école est attachée à chaque établissement. Les enfants sont généralement pâles, chétifs, amaigris, moins peut-être à cause du travail que par suite de la privation du grand air, des ébats nécessaires à leur âge, et souvent de mauvaises conditions hygiéniques. Le beau idéal de l'industrie serait d'augmenter les salaires des parents de manière à ce que ces derniers ne fussent pas obligés d'exploiter leurs enfants avant l'âge de 15 à 16 ans, mais ce beau idéal n'est pas encore venu.

DES FEMMES ET JEUNES FILLES EMPLOYÉES DANS LES FILATURES.

Elles ont généralement un teint pâle ; la chlorose et les dérangements menstruels sont très-fréquents ; les avortements ne sont pas rares. Souvent les femmes mariées nourrissent leurs enfants pendant les quelques heures qu'elles passent à leur foyer domestique ; cette pratique est évidemment vicieuse et pour la mère et pour l'enfant : nous y reviendrons plus tard. Les femmes mariées qui travaillent en même temps que leurs maris, rentrent chez elles une demi-heure avant midi pour réchauffer le dîner préparé la veille, ce qui est tout à fait anti-hygiénique ; mais nous empiétons sur le deuxième chapitre de notre travail.

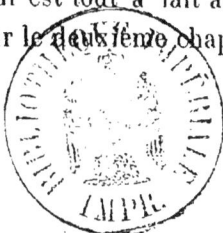

Les considérations qui précèdent sur les fileurs, s'appliquent principalement aux manufactures de coton que nous avons particulièrement étudiées. Les filatures de laine ont en général, moins de malades, en raison de l'absence presque complète de poussière; les filatures de chanvre ne présentent pas de poussière, et ont une température très-élevée et très-humide généralement bien supportée. La filature de la soie ne donnerait lieu, d'après nos renseignements, à aucune poussière, mais nous n'avons pas eu l'occasion d'en visiter.

CHAPITRE II.

DE L'OUVRIER FILEUR CONSIDÉRÉ DANS SON FOYER DOMESTIQUE.

Dans cette deuxième partie se trouveront un certain nombre de considérations qui se rapportent à l'hygiène, non-seulement des fileurs, mais de l'ouvrier de fabrique en général. L'ouvrier ne paraît pas se douter de l'importance du renouvellement d'un air pur, ce *pabulum vitæ*, d'un logement bien aéré, bien exposé, à l'abri des vents et de l'humidité, du danger de l'encombrement, etc. Si l'on pénètre dans certains logements d'ouvriers, on trouve parfois de petites chambres basses, situées au rez-de-chaussée, où règne une température élevée, car le plus souvent ils y font la cuisine dans des poêles en fonte, lors même qu'ils ont un âtre ; dans cette chambre se trouvent un lit, un ou deux berceaux ou paniers où logent père et mère et trois ou quatre enfants ; ajoutez à l'odeur du pot au feu, le parfum qui s'exhale de draps de lit non renouvelés, d'un plancher non écuré, de vêtements d'enfants souillés par les urines et surtout les émanations nauséabondes du linge qu'on fait sécher autour du poêle, et l'on aura une idée de certains ménages d'ouvriers. J'ai vu une fois une mère de famille faire la cuisine sur un réchaud dans une chambre où couchait un malade.

Nous voudrions qu'on inculquât aux ouvriers, par tous les moyens possibles, les préceptes d'hygiène élémentaire et qu'on leur fît des cours publics les dimanches et jours fériés ; ce seraient autant d'heures utilement employées au préjudice du cabaret.

Depuis quelques années Guebwiller, marchant sur les traces de son aînée Mulhouse, a fait construire des cités ouvrières auxquelles on a donné dans ces derniers temps une grande extension.

L'ouvrier peut devenir propriétaire d'une maison au bout de vingt ans en payant 18 à 25 francs par mois. C'est là un des meilleurs moyens de moraliser l'ouvrier et au quel nous ne saurions trop applaudir. L'ouvrier ayant un logement agréable, un jardin à soigner, stimulé en outre par le désir de devenir propriétaire, s'occupera davantage de sa famille et n'ira plus aussi souvent au débit de vin.

Les cités ouvrières qu'on a construites à Guebwiller l'emportent sur celles de Mulhouse.

Chaque maison se compose de deux étages, chaque étage de deux pièces, plus une cuisine au rez - de - chaussée, une cave et un grenier ; enfin un jardin attenant à la maison.

Nous ne pouvons faire qu'un reproche à ces constructions, c'est la mulplicité des pièces, et leurs dimensions un peu étroites. Il en est résulté que l'ouvrier sous-loue l'un des des étages, par suite d'une économie mal entendue, de sorte que, quand il a plusieurs enfants, il est encore petitement logé, mais évidemment dans de meilleurs conditions hygiéniques qu'auparavant.

Il importerait aussi de faire comprendre à l'ouvrier les inconvénients et le préjudice qui résultent pour sa santé des libations trop copieuses du dimanche et souvent du lundi ; de l'engager à boire un peu de vin chaque jour à ses repas, plutôt que de boire de l'eau pendant la semaine et plusieurs litres de vin les jours de fête, de rechercher de préférence une nourriture substantielle et nourrissante sous un petit volume, plutôt que de goufler son estomac par des aliments abondants mais peu riches en fibrine et albumine, qui fatiguent inutilement ses facultés digestives.

Au lieu de dépenser des sommes assez fortes pour se vêtir le dimanche à l'instar des bourgeois, qu'il fasse plutôt l'emplette d'un manteau et de vêtements de drap pour chaque jour. Au lieu de porter le dimanche des souliers à semelles minces, tandis que pendant la semaine il a des chaussettes et des sabots qui entretiennent une bonne chaleur aux pieds, qu'il préfère des bottes ou des souliers moins élégants mais à semelles épaisses ; c'est là une nouvelle cause de refroidissements qui a aussi son importance.

L'ouvrier a, en général, des sentiments religieux et va assez régulièrement à l'église les jours de fête et, au sortir de là, au cabaret ; mais au point de vue moral il laisse beaucoup à désirer.

Ici l'intervention de MM. les curés et pasteurs pourrait être très-efficace ; ce sont les ministres du culte qui auraient autorité pour faire les dimanches des cours de religion et de morale, pour leur enseigner que la piété ne consiste pas seulement à pratiquer le culte extérieur, mais encore à donner l'exemple des vertus, à être bon fils, bon époux, bon père Car c'est une chose déplorable que devoir combien dans la classe ouvrière les liens de la famille sont relâchés et les principes de la morale outragés.

Jetons un voile sur toutes les turpitudes qui nous ont été révélées, mais y a-t-il au monde quelque chose de plus navrant que de voir des parents exploiter leurs enfants jusqu'à l'âge de 16 à 18 ans, puis ces derniers quitter leurs père et mère, et se mettre en pension chez des étrangers, souvent attirés par des filles de mauvaise vie?

Est-il un spectacle plus honteux et plus dégradant pour l'humanité que de voir de pauvres parents réduits à la misère, obligés de mendier un crouton de pain à leurs enfants dénaturés par le ministère de la justice de paix?

Pour combattre le mal dans sa source, c'est à l'éducation première des enfants qu'il faudrait s'adresser, rendre obligatoire l'instruction primaire, interdire dans les fabriques le mélange des sexes qui donne lieu à des unions illicites et à des débauches prématurées.

Il serait aussi à désirer que les jeunes filles étrangères au pays trouvassent un abri où elles pussent se loger et se nourrir sans avoir de mauvais exemples sous les yeux, à l'instar de ce qui a lieu dans une ville industrielle citée par Villermé[1]. L'ouvrier qui tombe malade à Guebwiller est dans de meilleures conditions que dans d'autres localités, grâce à l'existence de caisses mutuelles qui lui fournissent soins médicaux et pharmaceutiques, en sus d'une subvention qui varie de 75 cent. à 1 fr. 50 par jour.

Il existe aussi à la fabrique de M. Nicolas Schlumberger une caisse de retraite et d'invalides; pareille institution devrait se trouver dans toutes les villes industrielles, et l'on n'au-

[1] Levoel (Amérique du Nord), Villermé op. cit.

rait pas sous les yeux le triste spectacle d'honnêtes ouvriers ayant travaillé pendant trente et quarante ans, obligés de recourir à la charité publique pour végéter encore le peu de temps qu'il leur reste à vivre.

L'utilité des caisses d'épargne qui existent à peu près partout aujourd'hui, n'est pas encore bien comprise par les ouvriers ; ou plutôt ils craignent que le fabricant, connaissant l'importance de leurs économies, diminue leur salaire.

Les femmes d'ouvriers une fois devenues mères ne devraient plus travailler, tout en continuant à nourrir leur enfant. L'allaitement joint à un travail fatigant les épuise, outre qu'elles ne donnent qu'un lait insuffisant en quantité et qualité à leur nourrisson. Si au contraire elles mettent leur enfant en nourrice, elles augmentent ses chances de mortalité et n'obtiennent le plus souvent que des êtres chétifs, rabougris, rachitiques, qui mourront jeunes ou vivront maladifs pendant plusieurs années.

L'institution des Salles d'asile où les ouvriers peuvent placer leurs enfants pendant les heures qu'ils passent à la fabrique, devrait exister dans tous les endroits industriels.[1]

Jusqu'à présent nous n'avons considéré que les ouvriers qui demeurent à peu de distance de l'établissement, mais il en est qui viennent des villages voisins, parfois distant de 5 à 7 kilomètres.

La condition de ces derniers est vraiment malheureuse et leur existence est des plus fatigantes. Obligés deux fois par jour de faire un trajet assez considérable, de franchir des montagnes par toutes les intempéries des saisons, rentrés chez eux le soir à huit heures, se levant à trois heures et

---

1 Au moment de mettre sous presse, on va construire à Guebwiller une salle d'asile modèle, grâce à la munificence de M. Henri Schlumberger.

demie du matin, à peine reposés, souvent mal nourris, ceux-là sont vivement à plaindre et auraient certes mieux fait de rester agriculteurs.

D'après le rapport d'un chef d'établissement, ils sont en général plus robustes que les ouvriers citadins, ce qui peut tenir à l'exercice qu'ils se donnent et à la puissance vivifiante de l'air qu'ils respirent. Cependant nous avons déjà compté parmi eux bon nombre de phthisiques, et nous conseillons vivement à ceux dont la poitrine est un tant soit peu faible de vendre leur petit patrimoine et de venir demeurer dans le voisinage de la fabrique. Plusieurs ont déjà suivi nos conseils et s'en sont bien trouvés.

CHAPITRE III.

CONSIDÉRATIONS GÉNÉRALES SUR LES MALADIES DES FILEURS.

Nous avons déjà indiqué les principales maladies dont sont affectés les fileurs. Dans la ville industrielle que nous habitons, l'affection qui domine toutes les autres, c'est la phthisie pulmonaire.

Faut-il attribuer inclusivement à la fabrique la fréquence de cette maladie? Evidemment non. Elle nous paraît produite par un ensemble de causes dont nous avons déjà indiqué quelques-unes et dont la plupart pourraient être atténuées dans leurs effets par une hygiène bien comprise et bien pratiquée.

Nous avons déjà parlé de la poussière de coton qui existe dans l'atmosphère que respirent les fileurs et notamment dans la carderie. Cette poussière, nous la considérons comme l'épine de Van Helmon, comme un stimulus de l''épithelium bronchique qui produit à la longue des congestions chroniques, des hypertrophies, des ulcérations, etc. Le fileur pourrait aisément s'en garantir en portant le masque dont nous avons déjà parlé. Il y a quelques années on a voulu en faire porter aux ouvriers, mais ils ont refusé.

Chose singulière! ces malheureux, pas plus que les tailleurs de pierre, ne comprennent le danger des particules étrangères et ne se soucient de s'en préserver. La plupart s'imaginent avoir une poitrine assez robuste à l'abri de toutes les causes vulnérantes.

Pendant que le fileur est a son travail il est à peine couvert d'un léger vêtement, et quand il sort des ateliers où règne une température très élevée, il ne prend souvent pas la précaution de se couvrir d'un pardessus; parfois il va boire de l'eau glacée! En outre, nous habitons une vallée où règnent des courants d'air perpétuels, où les variations de température sont brusques.

Les montagnes sont couvertes de riches vignobles fournissant un vin très capiteux qui est d'autant plus nuisible qu'ils en usent largement le dimanche et n'en boivent en général pas pendant la semaine.

Les alcooliques agissent de préférence sur les bronches qui y sont déjà prédisposées par la poussière de coton; aussi les apoplexies sont-elles relativement rares.

Nous signalerons aussi en passant la rareté du cancer; ajoutons que, bien que l'ivresse soit très répandue même parmi les pères de famille, l'épilepsie ne se rencontre pas souvent, ce qui nous met en contradiction avec d'éminents observateurs.

Une autre cause que nous avons déjà indiquée et à laquelle nous attribuons une certaine part dans la production

des inflammations aiguës et chroniques du thorax, c'est
que pendant la semaine, en hiver, le fileur porte des sabots rembourrés de chaussettes, tandis que le dimanche il
a des bas de coton et des bottes ou souliers à semelle peu
épaisse.

Nous avons déjà parlé des excès de tous genres qu'il
commet le dimanche et les jours de fête. Enfin souvent une
nourriture insuffisante et des logements où l'air n'est pas
suffisamment renouvelé, telles sont les causes qui amènent
l'anémie, la cachéxie, une détérioration de la constitution éminemment favorable au développement de la tuberculose.

Les affections pulmonaires chroniques que nous sommes
appelés à traiter, ont toutes les apparences de la phthisie
tuberculeuse, mais nous croyons que, dans la grande majorité des cas, ce ne sont pas des tubercules. Ce sont des inflammations et ulcérations de la muqueuse bronchique et
de vésicules; cette phthisie serait analogue à celle des
tailleurs de pierre, des aiguiseurs, etc.

Les autopsies nous manquent pour démontrer notre pro-
position, et au début le diagnostic est bien difficile; mais ce
qui confirme notre opinion, c'est que nous avons vu bien souvent des individus présentant les symptômes de la phthisie
pulmonaire, pleurite, hémoptysies, crachats suspects, sub-
matité, amaigrissement, sueurs nocturnes, etc., se rétablir
complétement après avoir quitté la filature et retomber
malades quand ils reprenaient leurs travaux.

L'ouvrier fileur qui observera scrupuleusement toutes les
règles de l'hygiène, pourra vivre pendant de longues
années, jouir d'une bonne santé et arriver à un âge avancé.
Nous connaissons des ouvriers qui, menant une conduite ré-

gulière, travaillent depuis 30 et 40 ans et sont encore bien portants ; nous connaissons des familles d'ouvriers dont les membres étroitement unis entre eux sont arrivés à une honnête aisance et sont des ménages modèles.

Nous terminerons par une dernière considération.

Ce travail perpétuel, invariable, monotone de la filature ne prédisposerait-il pas aux affections cérébrales et notamment à l'aliénation mentale ?

Nous avons déjà constaté la rareté des maladies des centres nerveux et nous n'avons constaté qu'un petit nombre de cas d'aliénation mentale parmi les fileurs.

Le fileur, comme la plupart des autres ouvriers, est en général d'un caractère joyeux, insouciant du lendemain ; le jour de repos qu'il attend avec impatience lui permet d'oublier ses ennuis et ses fatigues de la semaine, mais il doit en jouir avec modération et sans nuire à sa santé.

Toutefois nous nous permettrons de critiquer le nouveau système de constructions de salles de filatures situées au rez-de-chaussée, cloturées par quatre murs, sans fenêtres, ne recevant le jour que par en haut ; l'aspect de ces salles a quelque chose de triste, et l'ouvrier qui y séjourne, privé de la vue du grand air et des montagnes, doit être prédisposé à la mélancolie. Mais l'expérience n'a pas encore prononcé à cet égard.

CHAPITRE IV.

CONCLUSIONS.

Nous terminerons notre travail par quelques propositions qui en découlent naturellement et que nous signalons à la sollicitude des amis de l'humanité.

1° Garantir les endroits dangereux pour éviter les accidents ;

2° Obliger les fileurs, travaillant dans les salles où il y a de la poussière, de se munir d'un masque ;

3° Eviter le passage brusque d'une température chaude à une température froide et *vice versa,* sans prendre les précautions nécessaires ;

4° Remplacer le sol en briques de la carderie par des planches ;

5° Ne pas admettre à la carderie et aux battage ceux dont la poitrine est suspecte, qui ont eu antérieurement des hemoptysies, ceux qui sont sujets aux ophthalmies, ceux qui ont été occupés antérieurement à la campagne à des travaux d'agriculture ;

6° En retirer immédiatement ceux qui présentent les premiers symptômes de phthisie pulmonaire ;

7° Fournir des bas élastiques à ceux qui sont atteints de varices et d'ulcères variqueux ;

8° Fournir aux fileurs une chaussure légère et solide qui leur permette de travailler sans toucher le sol avec les pieds nus ;

9° Pendant les fortes chaleurs leur donner une boisson hygiénique ;

10° Empêcher autant que possible les mères de famille de travailler à la fabrique et de nourrir leurs enfants simultanément ;

11° Favoriser l'institution des cités ouvrières à des conditions qui permettent à l'ouvrier de devenir propriétaire ;

12° Nommer des commissions d'hygiène qui inspectent les logements d'ouvriers et signalent à l'autorité les locaux insalubres ;

13° Chercher à moraliser l'ouvrier par des cours publics qui auront lieu le dimanche, et traiteraient de la religion, de l'hygiène et de la famille ;

14° Instituer des prix pour les familles les plus méritantes par leur bonne conduite et leur moralité ;

15° Empêcher autant que possible le mélange des sexes dans les ateliers ;

16° Instituer des salles d'asiles pour les enfants des ouvriers ;

17° Favoriser l'établissement des caisses mutuelles et notamment des caisses de retraite.

17° Fonder des établissements pour loger et nourrir les ouvriers sans famille ;

19° Prononcer des peines sévères contre les ivrognes et les renvoyer quand ils ont récidivé plusieurs fois.

Nous aurions désiré rendre ce travail plus complet, mais diverses circonstances nous en ont empêché ; nous appelons sur lui toute l'indulgence du Jury appelé à le juger, et prenons la liberté de solliciter le titre de membre correspondant de la Société d'Amiens.

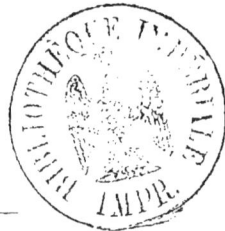

TYPOGRAPHIE ALFRED CARON FILS, RUE DE BEAUVAIS, 42.